Sitzungsberichte
der Akademie der Wissenschaften
der DDR
Mathematik – Naturwissenschaften – Technik

11 N
1979

Werner Jänisch

Ergebnisse der experimentellen Hirntumorforschung und ihre Bedeutung für die klinische Neuroonkologie

AKADEMIE-VERLAG · BERLIN

Sitzungsberichte
der Akademie der Wissenschaften
der DDR
Mathematik — Naturwissenschaften — Technik

Jahrgang 1979 · Nr. 11/N

Werner Jänisch

Ergebnisse der experimentellen Hirntumorforschung und ihre Bedeutung für die klinische Neuroonkologie

Herrn Prof. Dr. Arnold Graffi in Verehrung gewidmet

AKADEMIE-VERLAG · BERLIN
1979

Vortrag von Prof. Dr. sc. Dr. med. h. c. Werner Jänisch,
Direktor des Pathologischen Instituts der Martin-Luther-Universität
Halle-Wittenberg, gehalten vor der Klasse Medizin der
Akademie der Wissenschaften der DDR am 26. Oktober 1978

Herausgegeben im Auftrage
des Präsidenten der Akademie
der Wissenschaften der DDR
von Vizepräsident Prof. Dr. Heinrich Scheel

Erschienen im Akademie-Verlag, 108 Berlin, Leipziger Str. 3–4

Lizenznummer: 202 · 100/260/79
Gesamtherstellung: VEB Druckhaus Köthen
Bestellnummer: 762 764 4 (2010/79/11/N) LSV · 2 185
Printed in GDR
DDR 3,50 M

Fortschritte in der Geschwulstbekämpfung können gegenwärtig in erster Linie von der Erkennung und Behandlung der Vor- und Frühstadien maligner Tumoren erwartet werden. Die Anwendung moderner Endoskopie- und Röntgenverfahren zusammen mit der zytologischen und bioptischen Diagnostik im Rahmen von Reihenuntersuchungen der Risikogruppen hat in der DDR bereits zu Erfolgen geführt. Sie zeichnen sich besonders bei Geschwulstarten ab, deren Vorstadien bekannt und die der endoskopischen Beobachtungen zugänglich sind. Das trifft in erster Linie auf das Zervixkarzinom zu. Es gibt aber auch Tumorarten, bei denen sich während der letzten Jahrzehnte keine wesentliche Verbesserung der Prognose ergeben hat. Dazu gehören die Geschwülste des Zentralnervensystems (ZNS). Die mangelhaften Fortschritte in deren Verhütung und Früherkennung sind vor allem auf ungenügende Kenntnisse der Ätiologie und Pathogenese zurückzuführen. Die Forschungen auf diesem Gebiet wurden lange Zeit durch falsche Hypothesen gehemmt. Es herrschte die Vorstellung, daß das ZNS durch die knöcherne Schädelkapsel und durch die Blut-Hirnschranke weitgehend vor exogenen kanzerogenen Einwirkungen geschützt sei. Die Ursachen der ZNS-Tumoren wurden überwiegend in endogenen Faktoren gesucht. In erster Linie wurden Entwicklungsstörungen des ZNS (Ostertag 1936) und Störungen im endokrinen Gleichgewicht (Zülch 1956) angeschuldigt.

I. Hirntumorinduktion durch topische Applikation von kanzerogenen polyzyklischen Kohlenwasserstoffen

Zu der Zeit, als in Europa noch an diesen Hypothesen festgehalten wurde, hatten Seligman und Shear (1939) sowie Zimmerman und Arnold (1940) in den USA bereits nachgewiesen, daß sich bei Mäusen mit Benzpyren, Methylcholanthren und anderen polyzyklischen Kohlenwasserstoffen Hirntumoren erzeugen lassen. Allerdings war es erforderlich, das chemische Kanzerogen in fester Form durch ein Bohrloch im Schädel direkt in das Gehirn zu bringen (Lit. siehe Jänisch und Schreiber 1969, 1974). Der Tumor entstand immer in der Umgebung des Kanzerogens (Abb. 1). Damit war erwiesen, daß ZNS-Geschwülste unter dem Einfluß von chemi-

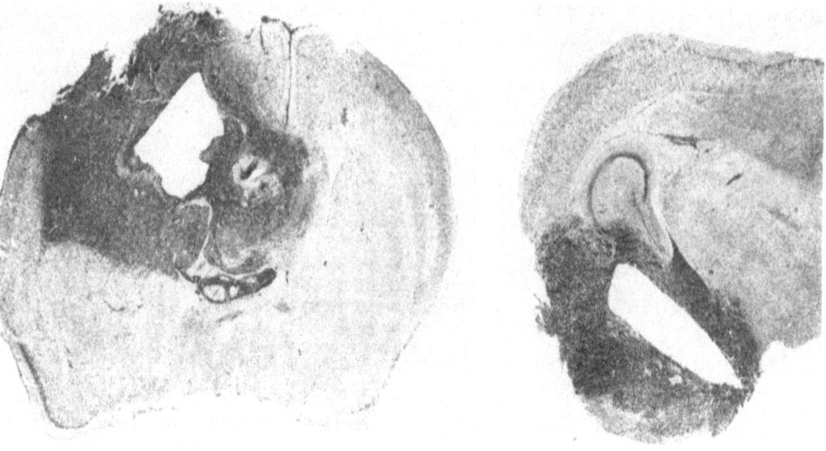

Abb. 1 Gliome in der Umgebung von implantierten Pellets aus 20-Methylcholanthren. Lücke im Tumorzentrum entspricht der Lage des Pellets, das durch den Einbettungsprozeß herausgelöst wurde.
a) Gliom in der Parietalregion des Großhirns der Maus, HE, Lupe
b) Gliom im Temporallappen der Maus, Hämotoxilin-Eosin (HE), Lupe

schen Kanzerogenen entstehen, ohne daß Fehlbildungen oder Störungen der Hormonhomöostase vorhanden sein müssen. Die geschwulsterzeugende Wirkung der polyzyklischen Kohlenwasserstoffe wurde auch im Gehirn von Ratten (Sweet und Bailey 1941, Jänisch 1964, 1966), Goldhamstern (Jänisch und Schreiber 1969) und Kaninchen (Yablonovskaya und Avcyn 1963) nachgewiesen. Die Kritik gegen diese Untersuchungen bezog sich auf die Art der Applikation der chemischen Kanzerogene. Ein Eindringen von kanzerogenen Kohlenwasserstoffen in Form von größeren Kristallen in das Gehirn oder das Rückenmark des Menschen ist undenkbar und scheidet damit als Ursache von ZNS-Geschwülsten beim Menschen aus.

II. Induktion von ZNS-Tumoren durch Resorptivkanzerogene

Bald erschienen auch Mitteilungen über die Entstehung von Hirngeschwülsten bei Versuchstieren nach Verfütterung oder parenteraler Applikation von chemischen Kanzerogenen, z. B. Fluorenylacetamiden (Hoch-Ligeti und Russel 1950, weitere Lit. siehe Jänisch und Schreiber 1977). Mit diesen Substanzen konnten im ZNS allerdings nur wenige Geschwülste induziert werden. Die Mehrzahl von ihnen entwickelte sich außerhalb des Nervensystems. Aus diesem Grunde wurde die Hirntumorinduktion wenig beachtet, obwohl mit den Versuchen eindeutig bewiesen war, daß chemische Kanzerogene auch auf dem Blutweg das ZNS erreichen und hier Geschwülste erzeugen können. Trotzdem wurde weiterhin an der Hypothese von der entscheidenden Rolle endogener Faktoren als Ursache von ZNS- Geschwülsten beim Menschen festgehalten. ZÜLCH schrieb noch 1956: „Exogene Faktoren hingegen, die bei der Entstehung von Hirntumoren mitwirken könnten, kennen wir nicht" (ZÜLCH 1956, Seite 39).

Der Durchbruch zur Anerkennung exogener chemischer Kanzerogene als Ursache von ZNS-Tumoren wurde erzielt, als DRUCKREY et al. (1964) berichteten, daß sich durch intravenöse Injektionen von Nitrosoharnstoffverbindungen bei Ratten Geschwülste im Gehirn, Rückenmark und peripherem Nervensystem induzieren lassen. Diese Ergebnisse konnten von anderen Autoren bestätigt werden (JÄNISCH et al. 1967; STROOBANDT und BRUCHER 1968; weitere Lit. siehe JÄNISCH und SCHREIBER, 1974, 1977). Durch wiederholte Injektionen von Methylnitrosoharnstoff (MNH) in die Blutbahn ließen sich bei mehr als der Hälfte aller Ratten Geschwülste des Nervensystems hervorrufen (JÄNISCH et al. 1967). Auch gegen diese Versuchsergebnisse wurden kritische Stimmen laut. Sie bezogen sich auf folgende Gesichtspunkte:

1. Die intravenöse Injektion eines Kanzerogens kann nicht als ausreichender Beweis dafür gelten, daß beim Menschen chemische Kanzerogene aus der Umwelt in das ZNS eindringen. Es wurde gefordert, daß diese Stoffe auch in Fütterungsversuchen ihre kanzerogene Wirkung im ZNS entfalten müssen.

Zur Entkräftung dieses Einwandes wurden von uns Versuche mit unterschiedlicher Applikationen von MNH bei Ratten durchgeführt. Es stellte sich heraus, daß die Verabreichung des MNH in gepufferter Lösung durch eine Magensonde zur Tumorentwicklung im ZNS führt (SCHREIBER und JÄNISCH 1967). Allerdings ergab diese Applikationsmethode eine geringere Häufigkeit von ZNS-Tumoren als bei intravenöser Injektion. Außerdem bewirkte sie eine Induktion von Plattenepithelkarzinomen im Vormagen und von Adenokarzinomen im Drüsenmagen. Die intraperitoneale Verabreichung des Kanzerogens verursachte ZNS-Tumoren in fast der gleichen Häufigkeit wie die intravenöse. Vereinzelt entstanden dabei auch Sarkome im Bauchraum (SCHREIBER et al. 1972).

2. Es wurde der Beweis gefordert, daß die Induktion von ZNS-Tumoren nicht nur bei Ratten sondern auch bei anderen Tierarten gelingt. Diese Forderung gründet sich auf das allgemeine Prinzip der Krebsforschung, daß ein chemisches Kanzerogen nur dann als Gefährdung für den Menschen angesehen werden sollte, wenn es bei mindestens 3 Tierarten geschwulsterzeugend wirkt. Wir führten deshalb Versuche mit MNH bei weiteren Tierarten durch. Es konnte gezeigt werden, daß sich Tumoren im Gehirn von Kaninchen leicht induzieren lassen (JÄNISCH und SCHREIBER 1967; SCHREIBER et al. 1969, 1970). Hingegen ist es uns bei Kaninchen nicht gelungen, Tumoren des peripheren Nervensystems hervorzurufen, die bei Ratten nach MNH-Applikation häufig auftreten. Auch bei Hunden ist unserer Arbeitsgruppe mit MNH die Induktion von Hirntumoren gelungen (WARZOK et al. 1970). Bei Rhesusaffen konnten hingegen trotz zehnjähriger Beobachtungszeit keine Tumoren erzeugt werden (JÄNISCH et al. 1977). Bei einer Reihe anderer Tierarten wurde aus der Literatur bekannt, daß die Tumorinduktion im ZNS mit

Nitrosoharnstoffen ebenfalls nicht gelungen ist, so bei Schafen und Schweinen (KUPFER und KUPFER 1971), Meerschweinchen (DRUCKREY et al. 1968). Goldhamstern (HIRAKI 1971). Auch die Inzuchtrassen einer Tierart können unterschiedlich auf Nitrosoharnstoffe reagieren. Das wurde durch vergleichende Untersuchungen an verschiedenen Inzuchtrassen von Ratten gezeigt (DRUCKREY et al. 1970; JÄNISCH et al. 1971; SWENBERG et al. 1972 a). Die Lokalisation von Tumoren im zentralen und peripheren Nervensystem ist ebenfalls rasseabhängig (DENLINGER et al. 1973).

3. Es sollte belegt werden, daß die experimentellen ZNS-Tumoren von den gleichen Zell- und Gewebsarten ausgehen wie die Hirngeschwülste des Menschen. Morphologisch erwiesen sich die induzierten Tumoren als Gliome, Sarkome und Schwannome (SCHREIBER und JÄNISCH 1974). Unter den Gliomen traten besonders häufig Oligodendrogliome mit mittelgroßen Zellen und rundlichen, chromatindichten Kernen auf (Abb. 2). Sie entsprachen in ihrer Histostruktur den gleichnamigen Tumoren des Menschen. Seltener werden Astrozytome gefunden (Abb. 3), in denen sich allerdings keine Gliafasern nachweisen lassen, wie sie in reifen Astrozytomen des Menschen häufig sind. Schließlich kommen multiforme Glioblastome (Abb. 4) vor, die zumeist von mehreren Gliazellarten und -reifungsstufen gleichzeitig ausgehen. Das konnte durch COUTELLE (1979) mit Metallimprägnationsmethoden an Großhirntumoren von Kaninchen nachgewiesen werden. Im Gegensatz zu anderen Autoren (KOESTNER et al. 1971, 1972; ZÜLCH und MENNEL 1971) haben wir in unserem Material fast keine Ependymome gefunden. Dieses abweichende Ergebnis führen wir auf eine unterschiedliche Bewertung der Klassifikationskriterien zurück (SCHREIBER und JÄNISCH 1974). Die Sarkome im Tiergehirn gehen von den Blutgefäßen aus (Abb. 5, 6) und lassen sich mit den adventitiellen Sarkomen beim Menschen vergleichen. Experimentelle Sarkome können auch in den Hirnhäuten entstehen und sekundär in das Gehirn einwachsen. Die Tumoren der Nervenwurzeln und peripheren Nerven gehen von den SCHWANNzellen aus (JÄNISCH et al. 1976). Das wird durch elektronenmikroskopische Untersuchungen bestätigt (GEORGSSON et al. 1969; JÄNISCH et al. 1970 a; SWENBERG et al. 1972 a,b; HOLZHAUSEN 1978). Durch Gewebekulturen von experimentellen Nerventumoren läßt sich das zusätzlich untermauern. Die Zellen bilden dabei charakteristische Spindelformen aus und weisen rhythmische Kontraktionen auf (MENNEL 1972; CRAVIOTO et al. 1973). Die experimentellen Schwannome entsprechen in ihrer Morphologie allerdings nur selten den ausgereiften Neurinomen des Menschen mit den länglichen, in Zügen angeordneten Zellen und der Palisadenstellung der Kerne. Die meisten Tumoren zeigen eine stärkere Zellpolymorphie, gehäuft Mitosen und regressive Veränderungen (Abb. 7, 8). Sie müssen den malignen Neurinomen des Menschen an die Seite gestellt werden.

Die mit konventionellen und neurohistologischen Methoden durchgeführten feingeweblichen Untersuchungen wurden durch enzymbio- und histochemische Bestimmungen ergänzt. Dabei wurde gefunden, daß in experimentellen Astrozytomen, Glioblastomen und Sarkomen eine spezielle Phosphatase vorkommt, die in den entsprechenden ZNS-Tumoren des Menschen fehlt. Die Phosphatase ist durch

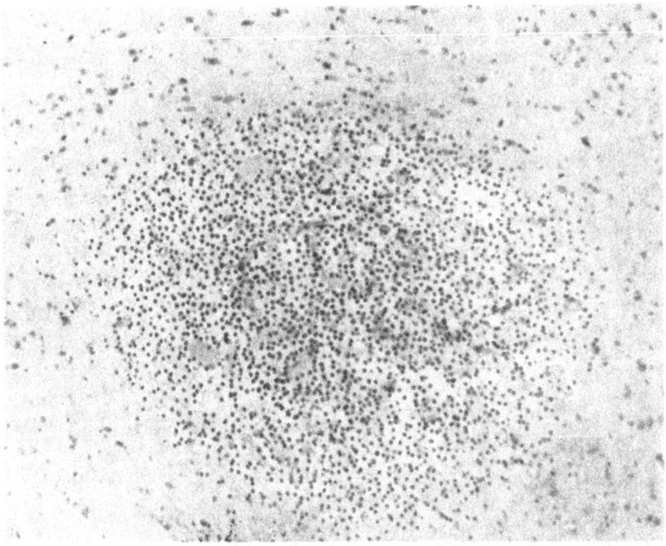

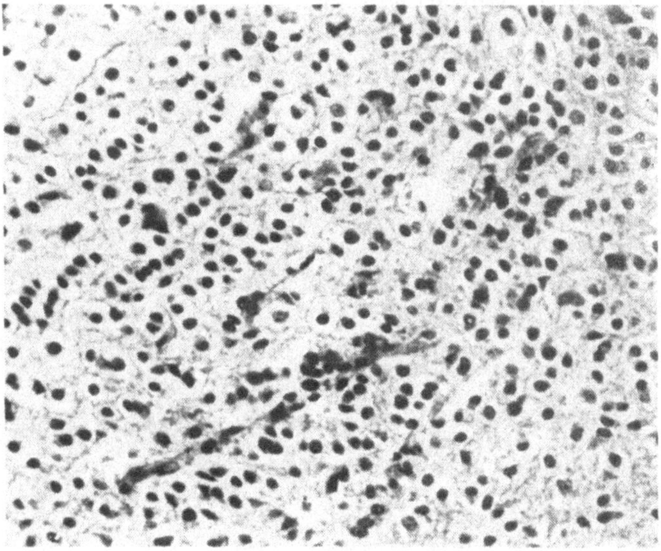

Abb. 2 Oligodendrogliome bei Ratten nach Applikation von Methylnitrosoharnstoff.
a) Übersichtsaufnahme, HE, 200fach
b) Ausschnitt aus dem Tumor, HE, 400fach

Zink-Ionen aktivierbar und durch Tartrat nicht hemmbar (ZnTP). Ihr Wirkungsoptimum liegt bei pH 4.8—5.2 (Felicetti und Rath 1974, 1975). Dieses Enzym kann biochemisch auch im Gehirn von unbehandelten Ratten und Kaninchen

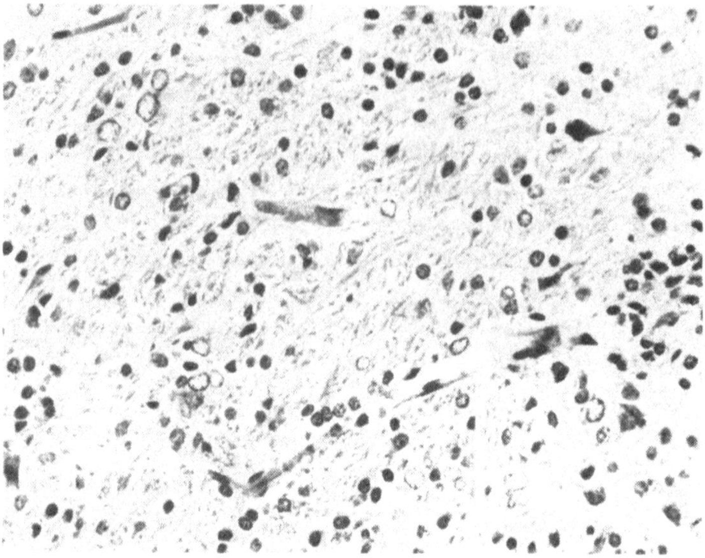

Abb. 3 Astrozytom im Großhirn der Ratte nach Applikation von Methylnitrosoharnstoff. HE, 400fach

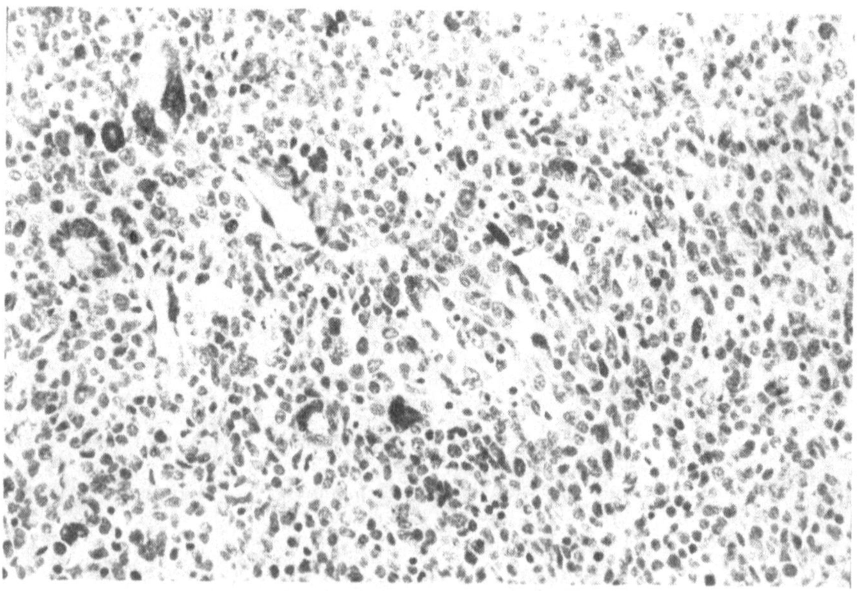

Abb. 4 Glioblastoma multiforme im Großhirn des Kaninchens nach wiederholter intravenöser Injektion von Methylnitrosoharnstoff. Erhebliche Polymorphie der Tumorzellen. Mehrkernige Riesenzellen. HE, 310fach

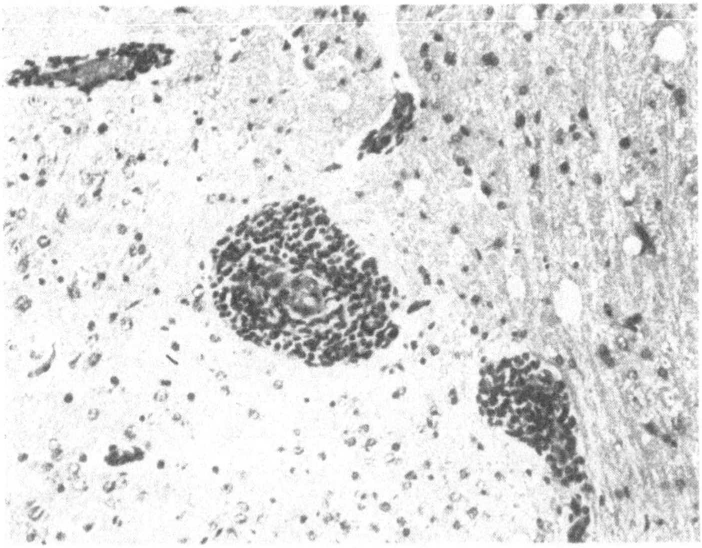

Abb. 5 Beginnendes adventitielles Sarkom im Großhirn der Ratte. Dichte Ansammlung von Geschwulstzellen um kleine Blutgefäße. HE. 400fach

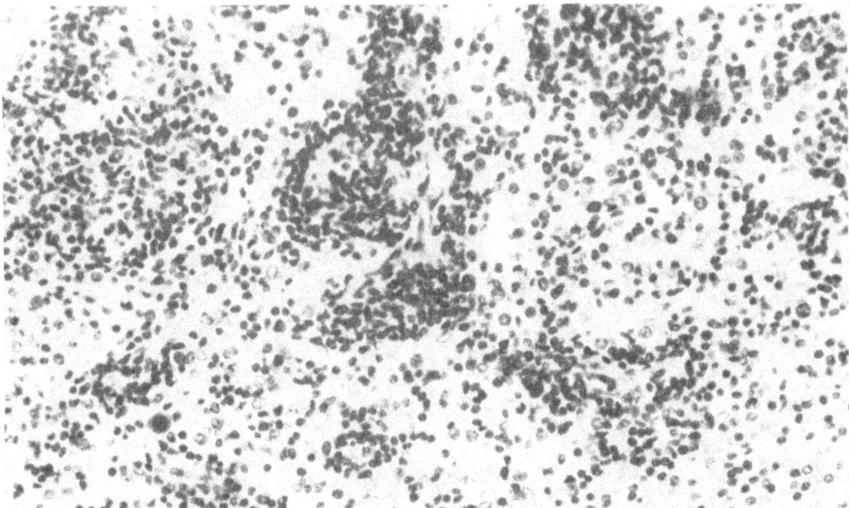

Abb. 6 Fortgeschrittenes Sarkom im Großhirn der Ratte. Ausbreitung der perivaskulären Geschwulstzellen im dazwischenliegenden Hirngewebe und Zusammenfließen der einzelnen Tumorzellherde. HE. 400fach

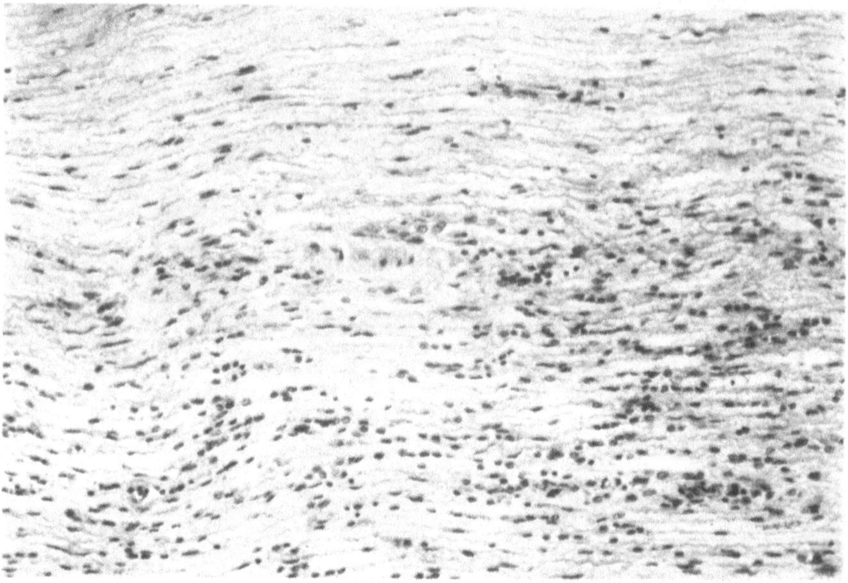

Abb. 7 Beginnende Proliferation von neoplastischen SCHWANNzellen in einem Abschnitt des N. trigeminus der Ratte. HE, 250fach

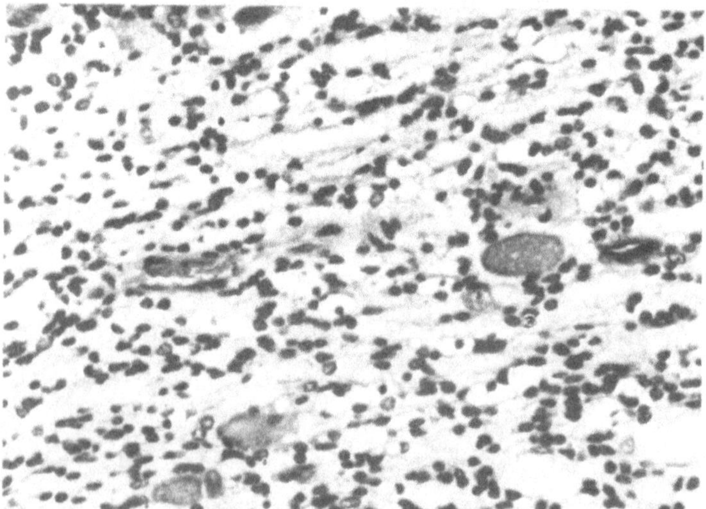

Abb. 8 Ausschnitt aus dem Ganglion Gasseri der Ratte. Proliferation von neoplastischen SCHWANNzellen mit mäßigen Kernunregelmäßigkeiten. Zwischen den Tumorzellen einzelne große, degenerativ veränderte Ganglienzellen. HE, 400fach

nachgewiesen werden, während es im Gehirn des Menschen bei Anwendung der gleichen Nachweismethode keine Aktivität zeigt. RATH et al. (1978) haben daraufhin das Gehirn weiterer Tierspezies untersucht und die Ergebnisse in Tabelle 1 zusammengestellt. Daraus läßt sich erkennen, daß bei Tierarten mit hoher ZnTP-Aktivität im ZNS nach Applikation von Nitrosoharnstoffen zahlreiche Tumoren entstehen, während bei Arten mit geringer oder fehlender Aktivität die Tumorfrequenz niedrig bleibt oder eine Induktion überhaupt nicht gelingt. Diese Ergebnisse werden gegenwärtig mit einer von FELICETTI (1979) neuentwickelten quantitativen Enzymbestimmungsmethode überprüft und die Untersuchungen auch auf Inzuchtrassen von Ratten und Mäusen ausgedehnt. Im Falle der Bestätigung einer gesetzmäßigen Korrelation kann die Vermutung geäußert werden, daß der Mensch gegenüber der geschwulstinduzierenden Wirkung von Nitrosoharnstoffen im ZNS weitgehend resistent ist, da er zu den Arten mit sehr niedriger ZnTP-Aktivität im Gehirn zu gehören scheint.

Tabelle 1
Vergleich der Aktivität des Enzyms ZnTP im Gehirn verschiedener Tierarten mit Angaben zur Induzierbarkeit von Hirntumoren durch Nitrosoharnstoffverbindungen bei den gleichen Arten (nach RATH et al. 1978, Seite 19)

Tierart	Aktivitätsgrade der ZnTP in Hirngewebshomogenisaten	Hirntumorfrequenz nach Applikation von MNH oder ÄNH
Ratte	+++	+++
Kaninchen	+++	+++
Maus	+	+
Goldhamster	+	+
Meerschwein	+	–
Schaf	+	–
Schwein	–	–
Katze	–	–

III. Experimentelle Untersuchungen an Frühstadien von Tumoren des Nervensystems

Besondere Bedeutung kommt den Tierexperimenten für die Erforschung der Tumor- und -frühstadien zu. Beim Menschen sind insbesondere die zur Untersuchung kommenden Gliome fast immer bereits von erheblicher Größe, so daß wir über ihre Frühstadien fast nichts wissen. Es ist zwar zu vermuten, daß der Pathologe bei der mikroskopischen Untersuchung des Gehirns von Verstorbenen gelegentlich auf beginnende Gliome trifft. Offensichtlich sind sie aber nicht von

Gliazellproliferationen aus anderer Ursache, beispielsweise im Gefolge von Entzündungen, in der Umgebung von kleinsten Hirnerweichungen oder im Bereich von kleinherdigen Entwicklungsstörungen zu unterscheiden, so daß sie nicht als Frühstadien von Hirntumoren erkannt werden.

Für das Studium der frühen Stadien der Tumorentwicklung bietet die Implantation von Pellets kanzerogener polyzyklischer Kohlenwasserstoffe insofern vorteilhafte Bedingungen, als die Tumorentwicklung immer in der Umgebung des Pellets beginnt und somit genau bekannt ist, an welcher Stelle die frühesten Veränderungen zu erwarten sind. Durch serienweise Tötung von Ratten zu unterschiedlichen Zeiten nach der Implantation von Dimethylbenzanthrazen konnten 3 Stadien in diesem Prozeß abgegrenzt werden (Avcyn und Yablonovskaya 1971, 1974). Im ersten bildeten Makrophagen um das Pellet eine Kapsel, im zweiten traten große Gliazellen mit Kernunregelmäßigkeiten in der Nachbarschaft des Kanzerogens hervor und im dritten begann von hier aus das invasive Tumorwachstum. Für das Verständnis der Pathogenese der Hirngeschwülste des Menschen sind die Pellet-Versuche jedoch von begrenztem Wert, da sie eine unnatürliche Induktionsweise darstellen und zudem als zusätzlicher Faktor ein Hirntrauma bei der intrazerebralen Implantation des Pellets vorhanden ist.

Dagegen kann die Untersuchung der Vor- und Frühstadien nach Applikation von Nitrosoharnstoffen unter Bedingungen erfolgen, die den beim Menschen möglichen Verhältnissen ähnlich sind. Ein unmittelbares Hirntrauma wird vermieden, da das Kanzerogen das Gehirn über die Blutbahn erreicht. Der Nachteil der Methode ist, daß der Ort der Tumorentstehung nicht genau vorausgesagt werden kann und daher, ähnlich wie beim Menschen, ein kleines Gliaknötchen vieldeutig ist. Diese Schwierigkeit wird jedoch im Tierexperiment durch folgende günstige Umstände teilweise aufgehoben:

1. Es gibt im Gehirn der Versuchstiere bevorzugte Areale der Tumorentstehung. Sie wurden von Wessel et al. (1978) an Serienschnitten von Rattengehirnen nach subkutaner Applikation von Äthylnitrosoharnstoff (ANH) bestimmt (Tab. 2).

2. Mit Nitrosoharnstoffen lassen sich multiple Tumoren im Gehirn eines Tieres induzieren, die sich in unterschiedlichen Entwicklungsstadien befinden. Dadurch können Entwicklungslinien von voll ausgebildeten Tumoren bis zurück zu frühesten Zellproliferation beim gleichen Tier verfolgt werden.

3. Die serienweise Tötung von Versuchstiergruppen zu verschiedenen Zeiten nach der Verabreichung eines Nitrosoharnstoffs bietet zusätzliche Möglichkeiten für das Studium unterschiedlicher Stadien der Geschwulstentwicklung, so daß durch lückenlose Reihen die Dynamik des Prozesses im Längsschnitt rekonstruiert werden kann.

Die Untersuchung der frühen Proliferationsstadien von Gliomen, Sarkomen und Schwannomen ist durch Anwendung der Licht- und Elektronenmikroskopie von mehreren Arbeitsgruppen weit vorangetrieben worden (Jänisch und Schreiber 1969; Jänisch et al. 1970 b; Lageman und Dietz 1974; Mennel und Ivankovic

Tabelle 2
Lokalisation von 185 Tumoren, die in Serienschnitten der Gehirne von 43 Ratten nach ÄNH-Behandlung gefunden wurden (nach: WESSEL et al. 1978, Seite 206)

Lokalisation	Zahl der Tumoren absolut	in %
Großhirnmark	98	53
Hippokampusregion	27	14,7
Basalganglien	18	9,7
Großhirnrinde	18	9,7
Hirnstamm	18	9,7
Bulbus und Tractus olfactorius	3	1,6
Leptomeninx	2	1,1
Kleinhirn	1	0,5

1975; SWENBERG et al. 1975; SCHIFFER et al. 1978; weitere Lit. siehe JÄNISCH und RATH 1979). Im Ergebnis läßt sich zusammenfassend feststellen, daß die frühesten Zellproliferationen in der Regel aus relativ hochdifferenzierten Zellen eines Typs bestehen. Mit fortschreitender Tumorentwicklung nimmt in den meisten Fällen die Polymorphie der Zellen zu, und es beteiligen sich mehrere Zellarten am Aufbau des Tumors, so daß Mischgliome oder Gliosarkome gehäuft auftreten. Die zunehmende Malignisierung im Verlaufe des Wachstums kommt darin zum Ausdruck, daß unter den Frühstadien die differenzierten Oligodendrogliome und Astrozytome überwiegen, während bei den größeren Geschwülsten der Anteil der Glioblastome erheblich zunimmt (WESSEL et al. 1978).

IV. Präproliferative Vorstadien von experimentellen Geschwülsten des Nervensystems

Von großer Bedeutung für das Verständnis der Pathogenese der ZNS-Geschwülste sind Veränderungen in den Zellen, die sich vor Beginn der Tumorzellproliferation abspielen. Innerhalb von 6 Stunden nach intravenöser Applikation von MNH oder ÄNH kommt es im Hirngewebe zu einer Hemmung der DNS-Synthese (KLEIHUES 1969). Das führt zum Absterben zahlreicher Zellen, insbesondere im periventrikulären Keimlager (BOSCH 1977, hier weitere Lit.). Diese Einzelzellnekrobiosen können durch histochemische Darstellung lysosomaler Enzyme gut sichtbar gemacht werden (RATH et al. 1974). Dabei ergibt sich, daß die nekrotischen Zellen bereits 39 Stunden nach der Injektion des ÄNH aus dem Gewebe verschwunden sind. In der Folgezeit zeigt das Gehirn in einer längeren Periode weder zytologische Abweichungen von der Norm noch Veränderungen im Mitoseindex, der DNS-Synthese oder der Zellzyklus-Zeit (LEWIS und LAI 1974).

Die ersten präproliferativen Zeichen der malignen Zelltransformation wurden mit histochemischen Methoden ermittelt. Durch Darstellung des Enzyms ZnTP lassen sich im Großhirn der Ratte neben einer erhöhten Aktivität in frühen Astrozytenproliferaten auch kleine Flecken einer gesteigerten Enzymaktivität finden (Abb. 9), die nicht an Gliazellproliferate gebunden sind (RATH und FELICETTI 1975; JÄNISCH und RATH 1979). Sie liegen in Hirngebieten, in denen nach den Untersuchungen von WESSEL et al. (1978) auch die Tumorfrühstadien gehäuft vorkommen. Das läßt die Vermutung zu, daß die Aktivierung der ZnTP der Proliferation der transformierten Astrozyten vorausgeht und damit ein früher Indikator einer sich anbahnenden Gliomentwicklung ist. Neuere Untersuchungen über Vor- und Frühstadien von Schwannomen am intrakraniellen Teil des N. trigeminus der Ratte bestätigen die Bedeutung der ZnTP-Aktivierung als Indikator der Zelltransformation in der präproliferativen Tumorentwicklungsphase (GRAHL 1979). Die Aktivierungsherde der ZnTP liegen zumeist an der Austrittsstelle des Nerven (Abb. 10), wo gewöhnlich auch die Proliferation der neoplastischen Schwannzellen einsetzt.

Ähnliche Befunde wurden mit anderen Methoden von ENGELHARDT und BANNASCH (1978) erhoben. Sie untersuchten mit der Alcianblau-Methode das Verhalten der sauren Mukopolysaccharide im Gehirn von Ratten nach wiederholten intravenösen Injektionen von MNH. Ab 189. Tag nach Beginn der Kanzerogen-Applikation traten kleine alcianophile Herde im Gehirn auf. Weitere 6 Wochen später wurden die ersten Gliazellproliferate gesehen, die ebenfalls eine starke Alciano-

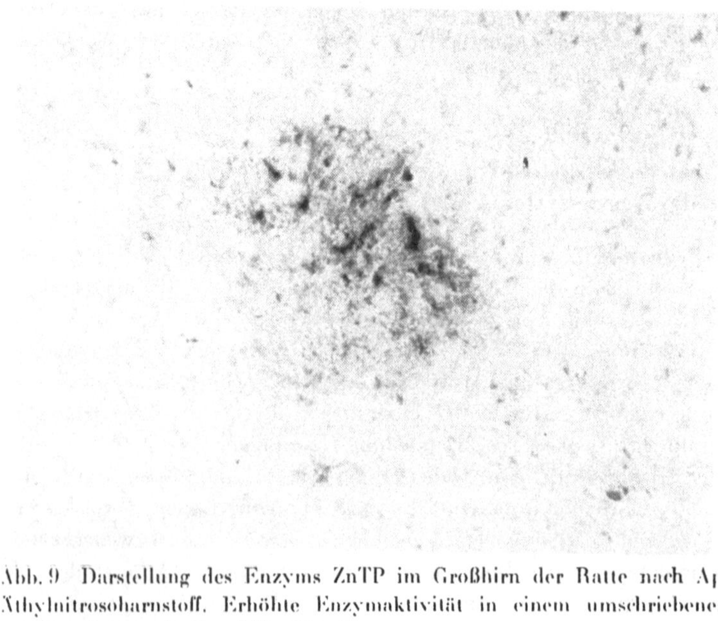

Abb. 9 Darstellung des Enzyms ZnTP im Großhirn der Ratte nach Applikation von Äthylnitrosoharnstoff. Erhöhte Enzymaktivität in einem umschriebenen Areal ohne Proliferation von Zellen. HE, 200fach

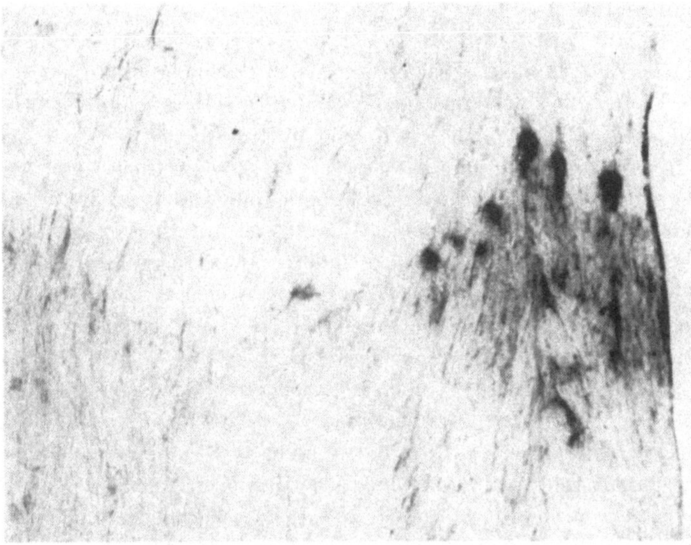

Abb. 10 Darstellung des Enzyms ZnTP im Nervus trigeminus der Ratte. Areal mit erhöhter Enzymaktivität (dunkel) ohne Proliferation von Zellen. HE, 125fach

philie aufwiesen. Diese Ergebnisse scheinen eine Störung des Kohlehydrat-Stoffwechsels in transformierten Gliazellen widerzuspiegeln, die gleichfalls noch vor der neoplastischen Zellproliferation auftritt. Damit deutet sich eine experimentelle Bestätigung der theoretischen Vorstellungen an, daß sich auch im Gehirn tiefgreifende Stoffwechseländerungen in den transformierten Zellen vollziehen, bevor das eigentliche Geschwulstwachstum beginnt. Es ist sehr wahrscheinlich, daß eine viel größere Zahl verschiedener Stoffwechselabläufe pathologisch verändert ist und daß weit mehr Enzyme beteiligt sind als wir bisher wissen. Das liegt zum Teil daran, daß die bisher verfügbaren enzymhistochemischen Methoden noch zu wenig sensibel sind und vor allem keine genauen quantitativen Bestimmungen von Enzymaktivitäten zulassen. Im Gegensatz zur Histochemie verfügt die Biochemie bereits über fortgeschrittenere Methoden der Stoffwechseluntersuchungen, die auch quantitative Messungen von Aktivitätsänderungen der Enzyme zulassen. Der Nachteil der meisten biochemischen Verfahren ist jedoch, daß sie eine Homogenisierung des Gewebes erfordern. Im Falle des Gehirns bedeutet Homogenisierung aber, daß Bestandteile sehr unterschiedlicher Zellen (Neurone, Astrozyten, Oligodendrozyten, Mesenchymzellen) ein Gemisch bilden. Herauszufinden, ob und welche Zellen eine Stoffwechselveränderung erfahren haben ist dabei in der Regel sehr schwierig, zumal wir nicht erwarten können, daß alle Vertreter einer bestimmten Zellart, beispielsweise alle Oligodendrozyten, in der gleichen Weise beteiligt sind.

V. Schlußfolgerungen und Ausblick

Die experimentelle Neuroonkologie hat erwiesen, daß chemische Stoffe aus der Umwelt über die Blutbahn in das Zentralnervensystem eindringen und hier Geschwulstwachstum auslösen können. Diese Gefahr muß auch für den Menschen als real angesehen werden. Es ist allerdings noch nicht bekannt, welche chemischen Stoffe beim Menschen eine neuroonkogene Wirkung entfalten können. Nach vergleichenden Untersuchungen an verschiedenen Tierarten ist es bisher wenig wahrscheinlich, daß die bei Ratten, Kaninchen und Hunden als neuroonkogen erkannten Nitrosoharnstoffverbindungen auch für den Menschen eine Gefährdung darstellen. Durch eingehende epidemiologische Untersuchungen muß versucht werden, die neuroonkogenen Faktoren des Menschen zu erfassen.

Durch die Tierexperimente sind die Anfangsstadien der Geschwulstentwicklung im Nervensystem einer Untersuchung zugänglich geworden. Es konnten herdförmige metabolische Veränderungen im Hirn und Nervengewebe von Tieren festgestellt werden, die als präproliferative Vorstadien des Geschwulstprozesses angesehen werden können. Die präproliferativen Stoffwechselveränderungen sind Folge und nicht Ursache der malignen Transformation der Zellen. Trotzdem können sie helfen, die Entwicklung eines sich anbahnenden Hirntumors frühzeitig aufzudekken. Ziel der weiteren Bemühungen muß es sein, auf dem Umweg über das Tierexperiment auch die präproliferativen Stadien der Hirntumorentwicklung beim Menschen zu erforschen und sie bereits zu Lebzeiten erkennbar zu machen.

Literatur

Avcyn, A. P., Yablonovskaya, L. Ya.: Die Histopathologie der präkanzerösen Veränderungen im Kleinhirn von Albino-Ratten nach Implantation von 9, 10-Dimethyl-1,2-benzanthraten (russ.). Bull. exp. Biol. Med. **72**/8, 96—99 (1971).

Avcyn, A. P., Yablonovskaya, L. Ya.: Frühe Gewebsveränderungen bei einigen Varianten der chemischen Kanzerogenese (russ.). Arch. Pat. (Moskau) **36**/8, 46—54 (1974).

Bosch, D. A.: Short and long term effects of methyl- and ethyl-nitrosourea (MNU and ENU) on the developing nervous system of the rat. 2. Short term effects: Concluding remarks on chemical neuro-oncogenesis. Acta neurol. scand. **55**, 106—122 (1977).

Coutelle, C.: Im Druck 1979.

Cravioto, H., Weiss, J. F., Weiss, E. de C., Goebel, H. H., Ranschoff, J.: Biological characteristics of peripheral nerve tumors induced with ethylnitrosourea. Acta neuropath. (Berl.) **23**, 265—280 (1973).

Denlinger, R. H., Koestner, A., Swenberg, J. A.: An experimental model for selective production of neoplasms of the peripheral nervous system. Acta neuropath. (Berl.) **23**, 219—228 (1973).

Druckrey, H., Ivankovic, S., Preussmann, R.: Selective induction of brain tumors in rats with MNU. Naturwissenschaften **51**, 144 (1964).

DRUCKREY, H., IVANKOVIC, S., BÜCKLER, J., PREUSSMANN, R., THOMAS, C.: Erzeugung von Magen- und Pankreaskrebs beim Meerschweinchen durch Methylnitroso-harnstoff und -urethan. Z. Krebsforsch. **71**, 167–182 (1968).

DRUCKREY, H., LANDSCHÜTZ, C., IVANKOVIC, S.: Transplacentare Erzeugung maligner Tumoren des Nervensystems. II. Äthylnitrosoharnstoff an 10 genetisch definierten Rattenstämmen. Z. Krebsforsch. **73**, 371–386 (1970).

ENGELHARDT, A., BANNASCH, P.: Histochemie saurer Mucopolysaccharide während der Genese Methylnitrosoharnstoff-induzierter Hirntumoren der Ratte. Acta neuropath. (Berl.) **42**, 197–204 (1978).

FELICETTI, D.: 1979 unveröffentlichte Ergebnisse.

FELICETTI, D., RATH, F. W.: Zu einer durch Zink stark aktivierbaren sauren Phosphatase im Rattenhirn und ihrer histochemischen Darstellung in experimentellen Hirntumoren der Ratte. In: Experimentelle Neuroonkologie, hrsg. von D. Schreiber und W. Jänisch (Wiss. Beitr. d. MLU Halle, 1974/7, R 28). Halle, 1974. S. 125–133.

FELICETTI, D., RATH, F. W.: Zum Vorkommen und zur Isolierung einer durch Zink stark aktivierbaren sauren Phosphatase im Großhirn der Ratte. Acta histochem. (Jena) **53**, 281–290 (1975).

GEORGSSON, G., WESSEL, W., THOMAS, C.: Zur Feinstruktur experimenteller Nerventumoren. Z. Krebsforsch. **72**, 12–23 (1969).

GRAHL, R.: Das histochemische Verhalten der zinkaktivierbaren tartratresistenten Phosphatase (ZnTP) in Frühstadien experimenteller Trigeminustumoren der Ratte. Diss. Halle 1979.

HIRAKI, S.: Carcinogenic effect of N, N'–diethylnitrosourea on Syrian hamsters. Gann **62**, 321–323 (1971).

HOCH-LIGETI, C., RUSSEL, D. S.: Primary tumors of the brain and meninges in rats fed with 2-acetylaminofluorene. Acta Un int. Cancr. **7**, 126–129 (1950).

HOLZHAUSEN, H. J.: Elektronenmikroskopische Befunde bei tierexperimentellen Nerventumoren der Ratte. Neuropat. Pol. **16**, 259–268 (1978).

JÄNISCH, W.: Die Morphologie experimenteller Hirngeschwülste. Habil.-Schrift, Erfurt 1964.

JÄNISCH, W.: Die Induktion von experimentellen Hirngeschwülsten mit cancerogenen Kohlenwasserstoffen. Z. Krebsforsch. **68**, 224–233 (1966).

JÄNISCH, W., RATH, F. W.: Early stages of brain tumor development in experimental chemical carcinogenesis. In press in: Progress in Neuropathology. ed. H. M. Zimmerman, New York (u. a.): Grune & Stratton, 1979.

JÄNISCH, W., SCHREIBER, D.: Experimentelle Hirngeschwülste bei Kaninchen nach Injektion von Methylnitrosoharnstoff. Naturwissenschaften **54**, 171–172 (1967).

JÄNISCH, W., SCHREIBER, D.: Experimentelle Geschwülste des Zentralnervensystems. Jena: Fischer-Verl., 1969.

JÄNISCH, W., SCHREIBER, D.: Experimental brain tumors. In: Handbook of Clinical Neurology, hrsg. von P. J. Vinken and B. W. Bruyn. Vol. 17. Tumors of the Brain and Skull, Part II. Amsterdam: North-Holland Publ. Comp., 1974.

JÄNISCH, W., SCHREIBER, D.: Experimental tumors of the central nervous system. First English Ed., hrsg. von D. D. Bigner and J. A. Swenberg. Kalamazoo: Upjohn Comp. 1977.

JÄNISCH, W., SCHREIBER, D., STENGEL, R., STEFFEN, V.: Die Induktion von experimentellen Hirngeschwülsten bei Ratten mit Methylnitrosoharnstoff. Exp. Path. **1**, 243–255 (1967).

Jänisch, W., Lageman, A., Dietz, W., Schreiber, D.: Experimentelle Nerventumoren bei Ratten durch Induktion mit N-Methyl-N-nitrosoharnstoff. III. Elektronenmikroskopische Befunde. Exp. Path. 4, 317—328 (1970 a).

Jänisch, W., Schreiber, D., Warzok, R., Osske, G.: Frühstadien von Geschwülsten des Zentralnervensystems. Exp. Path. 4, 60—68 (1970 b).

Jänisch, W., Schreiber, D., Warzok, R.: Induktion von Hirntumoren im Experiment. In: Fortschritte der Krebsforschung in sozialistischen Ländern. hrsg. von A. Graffi und H. Gummel. Dresden: Steinkopff, 1971, S. 109—114.

Jänisch, W., Güthert, H., Schreiber, D.: Pathologie der Tumoren des Zentralnervensystems. Jena: Fischer-Verl., 1976.

Jänisch, W., Schreiber, D., Warzok, R., Scholtze, P.: Versuche mit den Kanzerogenen Methyl- und Äthylnitrosoharnstoff bei Macaca mulatta. Arch. Geschwulstforsch. 47, 123—126 (1977).

Kleihues, P.: Blockierung der DNS-Synthese durch N-Methyl-N-nitrosoharnstoff in vivo. Arzneimittel-forsch. 19, 1041—1043 (1969).

Koestner, A., Swenberg, J. A., Wechsler, W.: Transplacental production with ethylnitrosourea of neoplasms of the nervous system in Sprague-Dawley rats. Amer. J. Path. 63, 37—56 (1971).

Koestner, A., Swenberg, J. A., Wechsler, W.: Experimental tumors of the nervous system induced by resorptive N-nitroso-urea compounds. Progr. exp. Tumor Res. (Basel) 17, 9—30 (1972).

Kupfer, G., Kupfer, M.: Über verschiedene Wirkungen von N-Methyl-N-nitrosoharnstoff bei Ratten. Zbl. allg. Path. path. Anat. 114, 447—457 (1971).

Lagemann, A., Dietz, W.: Weitere Befunde an kanzerogeninduzierten Frühveränderungen des Rattengehirns. In: Experimentelle Neuroonkologie, hrsg. von D. Schreiber und W. Jänisch (Wiss. Beitr. d. MLU Halle, 1974/7, R 28). Halle, 1974, S. 157—164.

Lewis, P. D., Lai, M.: Possible long-term effects of N-ethyl-N-nitrosourea on cell division in the rat subependymal layer. In: Experimentelle Neuroonkologie, hrsg. von D. Schreiber und W. Jänisch (Wiss. Beitr. d. MLU Halle, 1974/7, R 28). Halle, 1974, S. 165—169.

Mennel, H. D.: Gewebekulturuntersuchungen an experimentell erzeugten transplantierten malignen Neurinomen. Z. Neurol. 201, 269—278 (1972).

Mennel, H. D., Ivankovic, S.: Experimentelle Erzeugung von Tumoren des Nervensystems. In: Handbuch der allgemeinen Pathologie, 6. Bd., 7. Teil: Geschwülste III, hrsg. von E. Grundmann. Berlin (u. a.): Springer, 1975, S. 33—110.

Ostertag, B.: Einteilung und Charakteristik der Hirngewächse. Jena: Fischer-Verl., 1936.

Rath, F. W., Felicetti, D.: Histochemische Darstellung einer durch Zink aktivierten tartratresistenten sauren Phosphatase in experimentell induzierten gliösen Mikrotumoren des Rattengroßhirns. Acta histochem. (Jena) 53, 291—301 (1975).

Rath, F. W., Schneider, H., Calker, H. van: Histochemische Untersuchungen an Frühstadien experimenteller Hirntumoren. In: Experimentelle Neuroonkologie, hrsg. von D. Schreiber und W. Jänisch (Wiss. Beitr. d. MLU Halle, 1974/7, R 28). Halle, 1974, S. 94—100.

Rath, F. W., Felicetti, D., Jänisch, W., Schreiber, D.: Acid phosphatases in human and experimental brain tumors. In: Brain tumors and chemical injuries to the central nervous system, ed. by M. J. Mossakowski. Proceedings of the International Neuropathological Symposium, Warszawa 23—26 Sept. 1976. Warsaw: Polish Medical Publ., 1978, S. 18—20.

SCHIFFER, D., GIORDANO, M. T., PEZZOTTA, S.: Cerebral tumors induced by transplacental ENU: study of the different tumoral stages, particularly of early proliferations. Acta Neuropath. 41, 27—31 (1978).

SCHREIBER, D., JÄNISCH, W.: Geschwülste bei Ratten nach wiederholter Appliktion von N-Methyl-N-nitrosoharnstoff durch die Magensonde. Exp. Path. 1, 331—338 (1967).

SCHREIBER, D., JÄNISCH, W.: Zu Fragen der Klassifikation experimenteller Hirngeschwülste. In: Experimentelle Neuroonkologie, hrsg. von D. Schreiber und W. Jänisch (Wiss. Beitr. d. MLU Halle, 1974/7, R 28). Halle, 1974, S. 142—149.

SCHREIBER, D., JÄNISCH, W., WARZOK, R., TAUSCH, H.: Die Induktion von Hirn- und Rükkenmarktumoren bei Kaninchen mit N-Methyl-N-nitrosoharnstoff. Z. ges. exp. Med. **150**, 76—86 (1969).

SCHREIBER, D., LAGEMAN, A., JÄNISCH, W., DIETZ, W.: Zur Ultrastruktur experimenteller Hirngeschwülste bei Kaninchen. Exp. Path. 4, 6—75 (1970).

SCHREIBER, D., SCHOLTZE, P., JÄNISCH, W., BATKA, H.: Tumoren des Nervensystems bei Ratten nach intraperitonealer Injektion von Methylnitrosoharnstoff. Zbl. allg. Path. path. Anat. **115**, 3—7 (1972).

SELIGMAN, A. M., SHEAR, M. J.: Studies in carcinogenesis. VIII. Experimental production of brain tumors in mice with methylcholanthrene. Amer. J. Cancer **37**, 364—395 (1939).

STROOBANDT, G., BRUCHER, M.: Étude de tumeurs nerveuses obtenues par l'administration de methylnitrosourée au rat. Neuro-chirurgie **14**, 515—535 (1968).

SWEET, W. H., BAILEY, P.: Experimental production of intracranial tumors in the white rat. Arch. Neurol. Psychiat. (Chic.) **45**, 1047—1048 (1941).

SWENBERG, J. A., KOESTNER, A., WECHSLER, W.: The induction of tumors of the nervous system with intravenous methylnitrosourea. Lab. Invest. **26**, 74—85 (1972 a).

SWENBERG, J. A., KOESTNER, A., WECHSLER, W., DENLINGER, R. H.: Quantitative aspects of transplacental tumor induction with ethylnitrosourea in rats. Cancer Res. **32**, 2656—2660 (1972 b).

SWENBERG, J. A., CLENDON, N., DENLINGER, N., GORDON, W. A.: Sequential development of ethylnitrosourea induced neurinomas: Morphology, biochemistry, and transplantability. J. nat. Cancer Inst. **55**, 147—152 (1975).

WARZOK, R., SCHNEIDER, J., SCHREIBER, D., JÄNISCH, W.: Experimental brain tumors in dogs. Experientia (Basel) **26**, 303 (1970).

WESSEL, H., GERLACH, H., SCHREIBER, D., RATH, F. W., PESCHEL, B.: Frühstadien experimenteller Hirntumoren bei Ratten. Untersuchungen an Serienschnitten. Zbl. allg. Path. path. Anat. **122**, 204—213 (1978).

YABLONOVSKAYA, L. YA., AVCYN, A. P.: Bösartiges Gliom beim Kaninchen, induziert durch Methylcholanthren (russ.). Arch. Pat. (Moskau) **25**/10, 28—34 (1963).

ZIMMERMAN, H. M., ARNOLD, H.: Experimentally induced primary intracranial neoplasms. Trans. Amer. neurol. Ass. **66**, 191—193 (1940).

ZÜLCH, K. J.: Die Hirngeschwülste in biologischer und morphologischer Darstellung. 2. Aufl., Leipzig: Barth, 1956.

ZÜLCH, K. J., MENNEL, H. D.: Die Morphologie der durch alkylierende Substanzen erzeugten Tumoren des Nervensystems. Zbl. Neurochir. **32**, 225—243 (1971).

FSC
www.fsc.org
MIX
Papier | Fördert
gute Waldnutzung
FSC® C083411

Zeitfracht Medien GmbH
Ferdinand-Jühlke-Straße 7
99095 Erfurt, Deutschland
produktsicherheit@kolibri360.de